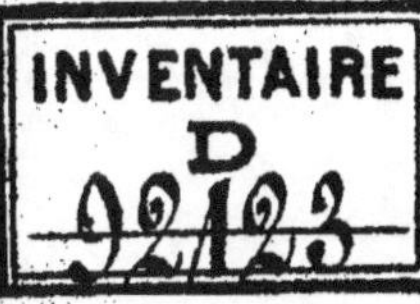

Le Supplice de la Croix

LES

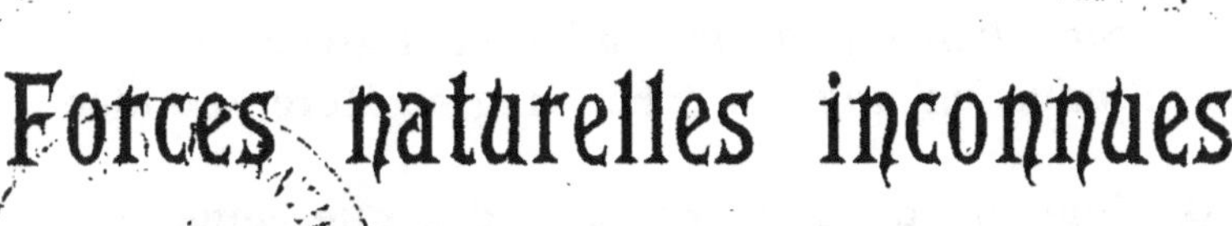

Forces naturelles inconnues et le Miracle

PAR LE DOCTEUR LE BEC

CHIRURGIEN HONORAIRE DE L'HOPITAL SAINT-JOSEPH

Articles extraits de la Revue « l'Evangile dans la Vie »

DU MÊME AUTEUR :

Preuves médicales du miracle. — (5me édition). — Bourges Tardy; Paris Beauchesne.
Traduction espagnole : Subirana Barcelona.
Traduction anglaise : Harding et More, London.

Critique et contrôle médical des guérisons surnaturelles. — Paris Bauchesne.

Le Supplice de la Croix. *Etude Physiologique de la Passion.* — Marcel Rivière, Paris.

Les Deux Miracles pour la Canonisation de Ste Jeanne d'Arc. — Bonne Presse, Paris.

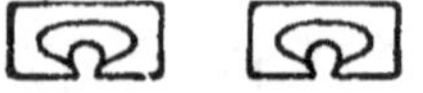

Le Supplice de la Croix

LES
Forces naturelles inconnues et le Miracle

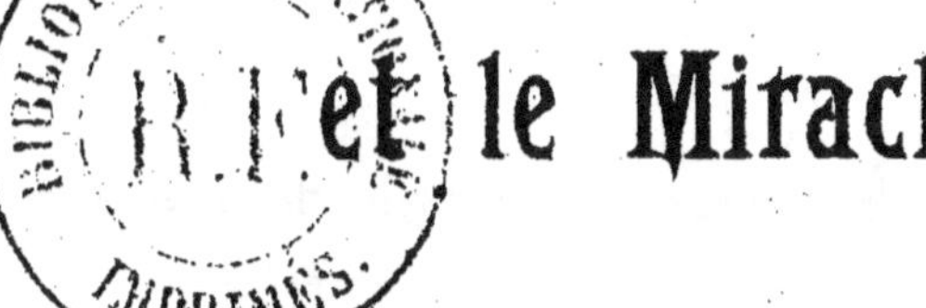

PAR LE DOCTEUR LE BEC
CHIRURGIEN HONORAIRE DE L'HOPITAL SAINT-JOSEPH

Articles extraits de la Revue « l'Evangile dans la Vie »

Articles extraits de la Revue « l'Evangile dans la Vie »[1]

1. *L'Evangile dans la Vie*, revue mensuelle dirigée par M. l'abbé Gilloz, Docteur en Théologie et en Droit Canonique, 18, rue d'Armaillé, Paris-17e. — Abonnement : France, 12 fr. par an; Belgique, 16 fr.; autres pays, 20 fr.

LE SUPPLICE DE LA CROIX

Etude physiologique de la passion de N.-S. J.-C.

Les souffrances morales endurées par le Seigneur pendant sa Passion ont été admirablement décrites par les apologistes, qui nous ont ainsi fait comprendre la partie la plus sublime de son divin sacrifice.

Les souffrances purement physiques, si l'on peut ainsi s'exprimer, paraissent avoir été moins étudiées, et cependant il n'est pas sans intérêt d'examiner le supplice de la croix au point de vue physiologique. On se rendra ainsi mieux compte des effrayantes tortures que Notre-Seigneur a acceptées et dont il a souffert dans son corps d'homme jusqu'à épuisement total des forces vitales.

Pour étudier un si noble sujet, il conviendrait d'employer des termes ayant une plus grande élévation que les simples expressions purement scientifiques, mais on nous excusera de notre impuissance à le faire, parce que nous sommes obligés de nous servir de termes médicaux en usage dans l'étude des phénomènes physiologiques.

Le R. P. Olivier fait observer que, « suivant la parole d'Isaïe [1], Notre-Seigneur a vraiment éprouvé nos langueurs et nos amertumes. L'union de la divinité à l'humanité ne supprimait pas la sensibilité naturelle à l'homme; elle pouvait même lui communiquer une puissance d'émotion et de douleur que

(1) Isaïe LIII : « *Vere languores nostros ipse tulit et dolores nostros ipse portavit.* »

son humanité seule n'aurait pas eue naturellement ». Saint Thomas d'Aquin dit expressément : « La chair du Christ fut capable de souffrance et de mort, et par conséquent son âme fut aussi capable de souffrir. Nul doute que le Christ n'ait ressenti véritablement la douleur..., il put y avoir chez lui une véritable tristesse... et la crainte. Cependant, ces mouvements de la sensibilité, dans le Christ, ne pouvaient naître que selon la raison; et sa raison n'en pouvait jamais être troublée » [1].

Le Sauveur connaissait donc depuis le premier jour de sa vie terrestre le supplice par lequel il terminerait sa vie humaine. C'est ce supplice que nous allons analyser au point de vue physiologique pour en faire comprendre toute l'horreur.

***

Le supplice de la croix était certainement celui qui accumulait le maximum de souffrances sur le condamné. Les anciens avaient su graduer les éléments de douleur avec une science consommée, de telle sorte que chaque acte déterminait une souffrance particulière sans jamais compromettre directement un organe nécessaire à la vie comme le sont : le cœur et le cerveau. La mort ne pouvait venir que lentement, par épuisement de la résistance vitale. Les Anciens s'en rendaient parfaitement compte, car Cicéron a dit en parlant de la croix : *Crudelissimum teterrimunque supplicium*, le supplice le plus cruel et le plus effrayant.

En outre de la douleur physique, le Sauveur avait

(1) S. Théol. III, XV, art. 4 à 7 passim.

accepté toutes les ignominies dont il a été abreuvé depuis le début de son agonie, et qui, ainsi que je le dirai tout à l'heure, ont contribué à produire ce symptôme grave : la sueur de sang, qui était le témoignage de l'épuisement total du système nerveux.

La Sueur de Sang

Vers la fin de sa nuit d'agonie, le Christ fut atteint d'un phénomène pathologique d'une haute gravité : *la sueur de sang*, qui était le témoignage de l'excès d'épuisement physique auquel il était arrivé. Ce phénomène est connu en médecine. Il n'a été observé que dans des conditions tout à fait spéciales : une grande débilité physique, accompagnée d'un ébranlement moral, suite d'une émotion profonde, d'une grande frayeur. Voici comment on explique ce phénomène pathologique.

L'ébranlement moral détermine une paralysie des nerfs vaso-moteurs qui régissent les vaisseaux capillaires de la peau, principalement ceux qui entourent les glandes de la sueur, où le réseau vasculaire est très riche. Il en résulte une pression qui fait éclater la fine paroi de ces vaisseaux. Le sang pénètre alors dans la cavité des glandes de la sueur et s'écoule au dehors en même temps que la sueur sécrétée. Nous devons penser qu'il a dû en être ainsi chez Notre-Seigneur, puisqu'il avait un corps semblable au nôtre.

Le Christ arrivait au premier soir de sa Passion avec une constitution physique que les labeurs de sa vie apostolique n'avaient pas altérée, bien qu'il ait pu ressentir la fatigue. L'Evangile nous dit, en effet, qu'en arrivant à la ville de Sichar, il s'assit sur le bord du puits de Jacob, car il était fatigué de la route.

Les théologiens catholiques enseignent, et il apparaît bien à la lecture de l'Evangile que la résistance physique du Sauveur, gardée d'ailleurs par sa parfaite prudence, n'avait pas été ébranlée par les causes nombreuses d'épuisement que l'on peut noter dans sa vie des trois dernières années : marches fatigantes, prédications incessantes, vie dans un milieu pauvre, nourriture qui était celle des pauvres gens. Dans tout homme de constitution moins heureuse, ces causes auraient suffi pour entraîner un affaiblissement nerveux capable de déterminer des troubles des vaso-moteurs, dont j'ai parlé plus haut à la suite d'un choc moral. Le Christ arrivait à Gethsémani avec une santé qui avait résisté à toutes ces causes d'épuisement; mais aussi le choc moral allait être d'une violence extraordinaire.

L'Evangile nous dit, en effet, que ce choc fut épouvantable, et l'abbé Fillion fait remarquer que « les tortures infligées par les hommes, quelque déchirantes qu'elles puissent être, sont peu de chose à côté des souffrances morales directement imposées par Dieu. Or, c'est Dieu lui-même qui fit porter à l'âme du Sauveur, dans le jardin de Gethsémani, le poids horrible de tous les péchés du monde. »

Le choc moral fut donc d'une violence extrême, puisque le Sauveur adressa à son Père cette prière à haute voix : « S'il est possible, que ce calice s'éloigne de moi »; mais il ajouta aussitôt : « Cependant, que votre volonté se fasse et non la mienne ».

Le Christ réunissait donc bien réellement toutes les conditions que les cliniciens ont signalées comme nécessaires pour la production du phénomène pathologique que nous étudions, savoir : une grande prostration physique affaiblissant le système nerveux, et un choc moral d'une grande violence.

Nous nous permettrons d'ajouter une simple remarque : les gouttes de sang se montrèrent après l'apparition de l'ange. On peut se demander si ce n'est pas à ce moment précis que le choc moral se produisit, le Sauveur ayant alors plus immédiatement conscience que le sacrifice total devait être accepté.

On peut affirmer, sans craindre de commettre une erreur, que la sueur de Notre-Seigneur était bien mélangée de sang véritable. Dans plusieurs cas observés de nos jours, dans les conditions que j'ai indiquées plus haut, on a réellement constaté au microscope la présence des globules rouges du sang.

Ces observations, fondées sur l'étude de la clinique, nous font voir le peu de valeur d'une certaine critique rationaliste, qui cherche à montrer que la sueur de sang de l'agonie du Sauveur doit être prise au figuré, comme l'expression « les larmes de sang ». On voit qu'il n'en est rien, que les sueurs de sang, parfaitement connues en pathologie, se produisent précisément dans les conditions que nous trouvons réunies dans l'agonie de Notre-Seigneur.

Du reste, il convient de ne pas trop s'arrêter à cette critique erronée; elle a été faite par des hommes qui n'étaient pas médecins et qui parlaient de choses qu'ils ne connaissaient pas.

La Flagellation

La flagellation a été un des épisodes les plus cruels de la Passion du Sauveur. La souffrance devait être excessive, car Horace appelle le fouet « *Horribile flagellum* ». Le fouet était composé de quatre lanières de cuir, auxquelles on fixait des osselets ou des balles de plomb dans le but d'augmenter la douleur. Les condamnés mouraient quelquefois sous le fouet, aussi ce supplice a-t-il été comparé par des auteurs modernes au fameux knout des Russes. Chez les Juifs, pour que le condamné ne succombât pas pendant la flagellation, on avait limité le nombre de coups à 39. On donnait 13 coups sur chaque épaule, et 13 coups sur la poitrine.

Sous les lanières, la peau commençait par se marbrer de sillons bleuâtres, dus à l'afflux du sang, cela est comparable à ce que produisent les ventouses. La peau perdait sa résistance, et les coups suivants la détachaient en lambeaux. Il est avéré que le Sauveur reçut les coups non pas seulement sur le dos et les épaules, mais aussi sur le visage, où la sensibilité cutanée est très grande. Ce supplice détermina une perte de sang assez notable, puisque la surface cutanée fouettée fut très grande. Mais si l'hémorragie ne fut pas assez abondante pour entraîner la mort, elle détermina une fièvre violente et comme conséquence une soif ardente, qui dut commencer dès ce moment pour atteindre son paroxysme quand le Sauveur fut cloué sur la croix. Enfin, pour comble de dérision et de cruauté, on plaça sur sa tête une couronne d'épines, dont les pointes acérées et tranchantes causèrent de nouvelles douleurs et une nouvelle perte de sang.

La Voie douloureuse

Comme tous les *cruciarii*, Notre-Seigneur dut porter sa croix. Le poids de cet instrument de supplice était considérable et devait certainement dépasser une centaine de kilos. Le bois était grossièrement équarri, très raboteux, et son application sur les épaules, déjà très fortement meurtries par les coups de fouet, causa une douleur aigue pendant toute la marche. La distance que franchit le Sauveur était relativement courte, peut-être 600 mètres. Mais le chemin, comme on le constate dans les parties qu'il a été possible de retrouver, était inégal, ce qui nécessitait un effort incessant, aussi l'épuisement du Sauveur se manifesta par des chutes. C'est pour cela que les soldats réquisitionnèrent Simon de Cyrène et le forcèrent à porter la croix pendant la fin du trajet, car ils craignaient de voir leur victime succomber avant d'arriver au but.

Telles étaient les conditions physiologiques dans lesquelles se trouvait le Sauveur quelques moments avant d'être exposé aux tortures les plus épouvantables que la cruauté des hommes ait jamais inventées.

Comme à tous les condamnés au supplice de la croix, on lui offrit un léger soulagement sous la forme d'une boisson enivrante. C'était une pieuse coutume chez les Juifs. Les dames de qualité s'étaient réservé le privilège de composer elles-mêmes cette boisson, faite d'un vin généreux auquel on mêlait des substances aromatiques, de la myrrhe, et peut-être de l'encens, ce qui donnait un goût amer. Les Anciens le regardaient comme un puissant narcotique, mais son effet cessait au bout d'un temps assez court, et c'est ce faible soulagement que le Sauveur refuse, ne voulant s'épargner aucune souffrance.

Le Crucifiement

Aussitôt que Notre-Seigneur fut arrivé sur le Golgotha, les bourreaux se mirent en devoir de l'attacher sur la croix. On sait que, chez les Romains, l'instrument de supplice était bas et que le corps du condamné se trouvait peu élevé au-dessus du sol, ce qui permettait aux bêtes sauvages de le dévorer. Il est très probable que le Sauveur fut cloué avant le redressement de la croix. On employa quatre gros clous longs de dix centimètres et larges de huit millimètres au niveau de la tête. La douleur fut violente, car ils firent éclater les os des mains et des pieds. Aux mains, ils passèrent au contact du principal nerf de la sensibilité des doigts, le nerf médian. La sensation douloureuse se propagea immédiatement dans toute l'étendue des mains. De plus, au moindre mouvement, le nerf venait frotter sur l'angle du clou de fer, ce qui excitait la douleur. On peut se faire une faible idée de l'acuité de cette souffrance en pensant que la main est l'organe du tact par excellence, et que la sensibilité est extrême dans les nerfs de la main. En clinique, nous connaissons très bien les douleurs vives et continues que ressentent les malades quand un corps étranger ou une tumeur dure vient irriter un nerf de sensibilité, surtout quand il y a une plaie. C'est ce qui se produisait quand le bord irrégulier du gros clou venait s'appliquer sur le tronc nerveux, au plus léger mouvement fait par le divin Crucifié.

Vers le milieu de la croix, les Romains avaient l'habitude de placer une cheville sur laquelle le supplicié pouvait se mettre à cheval. C'était un léger soulagement. La Croix du Sauveur était peut-être faite ainsi. Les Evangélistes ne le disent pas, et quand la croix fut retrouvée par les Croisés, il ne semble pas qu'on en ait remarqué la place. Il n'est pas davantage question d'une pièce de bois inclinée sur laquelle on aurait fixé les pieds. Il est plus vraisemblable que les pieds furent cloués la plante appliquée sur le bois de la croix, ce qui était facile quand la croix était étendue sur le sol. Dans ce cas, les genoux ont été nécessairement fléchis, position qui déterminait des crampes douloureuses dans les muscles des cuisses et des jambes.

La croix de Notre-Seigneur fut introduite dans le trou du rocher, profond d'environ un pied et retomba lourdement au fond, en déterminant une violente secousse.

Les bourreaux savaient qu'au moment du redressement de la croix un accident pouvait se produire, le corps était fatalement projeté en avant et éprouvait un mouvement de balancement. Les mains auraient pu se déchirer et laisser le condamné tomber à terre; on avait alors soin d'entourer la poitrine avec une corde ou une chaîne qui retenait le supplicié à la croix.

Quand la croix fut assujettie et la corde retirée, le corps du Sauveur ne fut plus retenu que par les clous des pieds et des mains. Le divin Crucifié était ainsi presque complètement immobilisé dans une position verticale. On sait combien l'immobilité prolongée est insupportable quand le corps est maintenu dans cette position. On éprouve un besoin impérieux de déplacer les jambes, besoin que le crucifié ne pouvait satisfaire. L'immobilité prolongée causait une congestion intense des groupes musculaires, qui étaient alors en proie à des contractures, ces contractures elles-mêmes provoquaient des tiraillements des mains et des pieds, d'où un renouvellement continuel des souffrances.

Quand le condamné voulait soulager la douleur des mains en maintenant les bras relevés, il ne pouvait le faire qu'en appuyant sur les clous qui traversaient ses pieds. S'il souffrait trop des pieds, il était obligé de faire effort sur les clous de ses mains. Il en était ainsi jusqu'au moment où, épuisé par la douleur, le corps pendait inerte, provoquant la douleur à la fois aux pieds et aux mains. Et les choses allaient ainsi jusqu'au dernier soupir.

Disons, pour terminer ce qui a trait au crucifiement, que l'hémorragie déterminée par l'enfoncement des clous ne fut pas grave. Aux mains, les clous furent enfoncés sur la ligne médiane. Si, comme quelques-uns le disent, les clous traversèrent le poignet, ils passèrent loin des artères radiale et cubitale, dans une région qui ne renferme pas de vaisseaux; s'ils furent enfoncés à la paume des mains, ils ne purent blesser qu'une artère transversale de petit calibre, où se forma assez vite un caillot qui arrêta promptement la perte de sang. Aux pieds, la région traversée par les clous est encore moins vasculaire. La perte de sang du fait du crucifiement est donc trop minime pour être regardée comme cause de mort, à côté des autres tortures de cet effroyable supplice.

La fixation des bras relevés entraînait des troubles respiratoires très douloureux. Les côtes étaient immobilisées et les mouvements d'expiration devenaient très difficiles. Les viscères contenus dans l'abdomen s'abaissaient fortement par le fait de la pesanteur, le diaphragme était entraîné et paralysé, ce qui entravait les mouvements d'inspiration. Le crucifié avait alors la sensation d'étouffement progressif, sans avoir le moindre soulagement.

Le cœur était gravement entravé dans ses fonctions. Les bras étant relevés, le cœur était astreint à un travail forcé pour pouvoir envoyer le sang jusqu'aux mains. Les battements étaient précipités mais affaiblis. Cet affaiblissement faisait que l'impulsion était moins énergique dans tout le corps, ce qui déterminait une stagnation du sang dans tous les vaisseaux. Comme l'oxygénation du sang se faisait de plus en plus mal dans les poumons, il y avait surcharge d'acide carbonique dans le sang, ce qui causait une excitation des fibres musculaires et, comme conséquence, une sorte d'état tétanique du corps entier jusqu'au moment de l'affaissement paralytique.

Le cerveau était également atteint. Ne recevant pas de sang pur, il se formait une congestion intense de la substance nerveuse et des enveloppes du cerveau. Cet état produisait une céphalgie violente, comparable à la douleur que causerait un cercle de fer enserrant le crâne.

La Soif

Ce qui causait un des tourments les plus violents au crucifié, c'était la soif. Elle était brûlante, horrible, et ne s'apaisait jamais. Le supplicié avait la bouche ouverte pour tâcher de faciliter la respiration. Le courant d'air, si faible qu'il fût, desséchait le voile du palais et la langue, qui finissait par être dure comme un morceau de bois. Un écrivain arabe, El Sujuti, en 1247, a décrit les souffrances d'un jeune Turc crucifié à Damas. « La plus terrible de ses souffrances, dit-il, était la soif. J'ai entendu un témoin oculaire me raconter que le crucifié tournait ses yeux de tous côtés, suppliant qu'on lui donnât un peu d'eau. Cette soif était comparable à celle qu'on ressentait dans le supplice du pal ».

Toutes les circonstances s'étaient accumulées pour rendre la soif plus intolérable. Depuis le moment de son arrestation, Notre-Seigneur n'a pas eu une goutte d'eau à boire. Il avait souffert d'une sueur sanglante excessive dans le Jardin des Oliviers. La flagellation, si douloureuse, lui avait fait perdre une quantité de sang et avait allumé une fièvre violente. Chacun sait que les blessés qui ont subi une perte de sang se plaignent surtout de la soif. A cela, il faut ajouter la marche, le portement de la croix, malgré un état d'épuisement extrême.

Et pourtant, ce n'est qu'à la fin de son supplice que le Sauveur se décida à pousser ce cri : « J'ai soif ! » C'est alors qu'un des soldats trempa une éponge dans un mélange d'eau et de vinaigre et en humecta les lèvres du Christ. Cette eau acidulée avec du vinaigre était la Posca; boisson que buvaient habituellement les soldats romains pendant les exercices et la marche. Il est donc naturel qu'ils en aient eu une certaine provision avec eux. Lorsque Notre-Seigneur eut goûté de ce breuvage, il s'écria : « Tout est consommé ! » Puis, peu après, il prononça une dernière prière : « Mon Père, je remets mon esprit entre vos mains ! » et il expira.

Il faut remarquer que la déglutition de l'eau acidulée à ce moment eut été, à elle seule, capable d'entraîner la mort.

Les Anciens avaient observé que la mort paraissait hâtée par le fait de donner à boire aux crucifiés; la déglutition causait une syncope. C'est peut-être à cause de cela que, par un raffinement de cruauté, on refusait toute boisson au condamné. C'était un moyen de prolonger ses souffrances.

L'observation de ce phénomène de mort rapide a été faite de nos jours sur l'assassin de Kléber, qui avait été empalé. Les bourreaux égyptiens refusèrent de lui donner de l'eau, disant que cela arrêterait les battements du cœur. Au bout de quatre heures de supplice, un soldat français lui porta aux lèvres un vase rempli d'eau. A peine eut-il bu, qu'il poussa un cri et expira.

Le Christ ayant souffert ce nouveau tourment de la déglutition prononce encore, dans la pleine possession de sa raison, la parole par laquelle il offre volontairement au Père son sacrifice, puis il expira.

Le moment de la Mort

Dans le supplice de la croix, tout avait été combiné avec une cruauté savante pour retarder le moment de la mort autant que cela était possible.

Nous avons dit en commençant que jamais on n'effleurait un organe vital, on cherchait uniquement à provoquer la douleur : les troubles fonctionnels physiologiques s'accompagnaient tous de l'élément douleur. C'est donc par épuisement du système nerveux que Notre-Seigneur a succombé. Il a été victime de ce que les anciens chirurgiens appelaient du nom énergique et très significatif de « hémorragie de douleurs », comparant ainsi l'épuisement du système nerveux à l'épuisement du sang. Il en résulte que la mort était lente à venir. Des condamnés vigoureux ont pu vivre trois jours sur la croix, et quand on voulait les achever, on leur brisait les jambes à coups de barre de fer. Cette nouvelle douleur provoquait une syncope mortelle.

L'étonnement fut donc grand quand on s'aperçut que le Christ était mort au bout de peu d'heures, mais cette mort rapide s'explique parfaitement. Quand Notre-Seigneur fut cloué sur la croix, il était dans un état d'épuisement extrême, par suite de son agonie et de sa Passion. Il était déjà arrivé à la limite de la résistance physiologique des forces humaines. Les tortures du crucifiement ont donc rapidement épuisé le peu de vitalité qui restait dans ce corps si cruellement frappé. Le muscle cardiaque avait été soumis à un travail trop grand, et le Christ a succombé dans une syncope du cœur.

Dès que la mort de Notre-Seigneur fut annoncée, un soldat, pour s'en assurer, lui plongea sa lance dans le côté et il en sortit, dit l'Evangile, du sang et de l'eau. Il ne faut pas croire que, par ce dernier mot, on doive penser à un liquide analogue à celui d'une source : c'était un liquide pathologique accumulé par suite d'une exsudation dans le thorax. Comme l'Evangile ne dit pas de quel côté fut donné le coup de lance, certains ont cru que la pointe avait atteint le péricarde, c'est-à-dire l'enveloppe du cœur. Rien ne nous autorise à l'affirmer. On peut tout aussi bien penser que la plèvre, enveloppe du poumon, fut seule perforée et qu'elle contenait une certaine quantité de ce liquide de pleurésie que l'on nomme en médecine « un épanchement pleural ». Un tel épanchement pathologique a très bien pu se produire pendant les dernières heures de la vie du Christ, en raison de l'épuisement total dans lequel il se trouvait et, surtout, pendant le crucifiement, à cause des graves troubles de la circulation. Quoi qu'il en soit la présence de ce liquide n'en était pas moins une cause d'aggravation dans les souffrances du Sauveur, en faisant un obstacle de plus aux mouvements respiratoires et aux battements normaux du cœur.

Par ce qu'on vient de lire, on peut se faire une idée de ce qu'était cet effrayant supplice.

Quand le Sauveur en a eu la vision, l'émotion éprouvée par sa nature humaine a été si vive qu'il s'est écrié : *abba Pater omnia tibi possibilia sunt transfer calicem hunc a me*, Mon Père, tout vous est possible, éloignez ce calice de moi ! » et il ajoutait aussitôt : « Mais néanmoins que votre volonté s'accomplisse et non la mienne ».

Notre-Seigneur n'a pas voulu que la moindre souffrance lui fût épargnée. Il a accepté la croix avec toute son horreur pour le rachat de fautes de l'humanité. Puissent ces lignes ouvrir quelques yeux et faire comprendre aux pécheurs le prix infini d'une âme pour laquelle le Christ souverain a daigné s'abaisser et accepter le supplice regardé comme le plus cruel et le plus infamant.

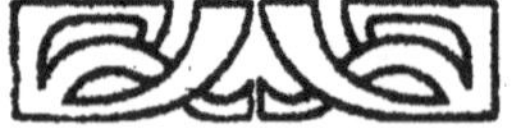

Les Forces naturelles inconnues
ET LE MIRACLE

Je me propose aujourd'hui de vous prouver l'action de la Puissance surnaturelle, dans les guérisons miraculeuses, en vous apportant quelques exemples de guérisons particulièrement étudiées par moi dans ce but. Je discuterai plus longuement la fameuse objection des *Forces naturelles inconnues*, dans laquelle se réfugient toujours nos adversaires intellectuels. Et je terminerai en vous disant quelques mots sur la méthode suivie par l'Eglise, dans les procès de Béatification, et de Canonisation des Saints.

Pour qu'une guérison présente les caractères du surnaturel, il faut qu'elle réunisse certaines conditions que je résumerai de la manière suivante. Il faut prouver qu'une maladie, dont les lésions sont connues a réellement existé; il faut montrer que la guérison est persistante; enfin il faut faire la preuve que la guérison a été instantanée.

L'Eglise veut que la guérison soit persistante, et non une simple amélioration passagère. Pour les procès de Canonisation, si les miraculés vivent, on demande que cette guérison soit constatée pendant deux années. Cette période est largement suffisante, car en clinique nous sommes moins exigeants.

L'Eglise admet deux sortes d'instantanéité. L'une absolue, quand la guérison est subite; l'autre morale, quand la maladie a disparu dans un temps manifestement trop court, pour que les phénomènes naturels aient eu le temps de se produire.

J'ai dit qu'il faut faire la preuve de la réalité d'une maladie dont les lésions sont connues, c'est parce que l'Eglise n'examine jamais les guérisons des maladies nerveuses dans lesquelles la suggestion peut intervenir. L'Eglise suit les sages prescriptions du Pape Benoit XIV, qui a écrit : Dans les procès de Canonisation, on ne doit jamais admettre les maladies nerveuses. La guérison de ces maladies consiste dans la disparition non pas des symptômes que nous voyons, mais dans la disparition de l'essence même de la maladie. Or l'essence de la maladie nous est inconnue. On ne peut donc pas faire la preuve qu'elle a disparu.

Les maladies nerveuses sont en grand nombre à Lourdes. J'en ai vu beaucoup guérir instantanément. Mais ce ne sont pas des miracles. Donc retenez bien ceci pour le répéter : Jamais l'Eglise ne qualifie de miracle les guérisons par suggestion; et à Lourdes, quand on s'aperçoit qu'on a affaire à une maladie nerveuse, et qu'il y a eu suggestion, le cas est laissé de côté. Défiez-vous donc des journaux qui proclament trop facilement des guérisons surnaturelles. Ces journaux font la joie de nos adversaires, qui refusent ensuite d'étudier les vraies guérisons miraculeuses.

Je vais maintenant vous présenter, très brièvement, trois cas de guérisons surnaturelles, et vous faire voir comment les phénomènes physiologiques naturels n'ont pas eu le temps de s'accomplir. [1]

(1) Ces cas ont été éuudiés en détail dans mon livre sur les *Preuves médicales du Miracle*, Paris, Beauchesne.

Beaucoup d'entre vous ont entendu parler de la guérison de la fracture de Pierre De Rudder, survenue en 1867.

De Rudder, à l'âge de 52 ans, fut renversé par un arbre, qui lui cassa la jambe gauche, en faisant une plaie, au niveau de la fracture. La plaie s'infecta et suppura huit ans. Le malade était rongé par la fièvre, épuisé par la suppuration et réduit à l'état cachectique. Il alla prier la Sainte Vierge à la grotte de Oostacker, près de Gand. Voici dans quel état était sa jambe au moment de sa guérison. Une plaie profonde au fond de laquelle on voyait les deux bouts d'os noirs, frappés de nécrose. On pouvait plier la jambe et faire sortir les deux os. La mobilité était telle que l'on pouvait tordre la jambe sur elle-même et mettre le talon en avant, les orteils en arrière. Guérison subite, fermeture instantanée de la plaie, et consolidation de la fracture, sans que les os morts aient été enlevés. Le malade est rentré chezlui, il a aussitôt repris son métier de bûcheron, il est mort 24 ans après, marchant toujours très bien. On a pu ouvrir son tombeau et retirer les os des jambes. En voici la photographie. Les os des deux jambes ont la même longueur. Voici le cal parfaitement solide et en bonne direction. C'est une guérison chirurgicale parfaite. Comment ce cal s'est-il formé ? Vous savez que le cal des fractures est formé de sels de chaux, comme les os. Les sels de chaux proviennent des aliments, et voici les opérations physiologiques accomplies par la nature pour la formation du cal : 1° Introduction des aliments dans l'estomac; 2° attaques des aliments par les sucs intestinaux; 3° mise en liberté des sels de chaux; 4° absorption des sels de chaux par le sang; 5° transport des sels par le sang jusqu'à la fracture; 6° dépôt des sels dans les cellules osseuses et formation du cal, mais pour cela il faut manger, or de Rudder ne s'alimentait plus, à cause de sa fièvre. Il n'a donc pas pu fournir aux sucs intestinaux les éléments nécessaires pour la formation du cal, et cependant le cal a été formé. Pas de sels de chaux et malgré cela guérison osseuse parfaite. Le temps nécessaire pour la formation des sels de chaux a manqué et les sels calcaires ont fait apparition. C'est dans l'absence de ce que j'ai appelé « *le Facteur Temps* » que consiste le miracle.

Voici maintenant une guérison prodigieuse qui a eu lieu à Lourdes, sur un médecin, qui habite Paris, et que je connais très bien. Notre confrère fut atteint de péritonite tuberculeuse avec signes d'un grand épanchement de liquide dans le péritoine. Opération classique, on ouvrit le ventre; il sortit près de 8 litres de pus tuberculeux, on constata que l'intestin et tout le ventre étaient couverts de tubercules. On était fixé sur l'état de ce malheureux. Il guérit de son opération, mais au bout de trois mois la maladie reparut, la cicatrice s'ulcéra, et le malade constata avec désespoir que l'intestin s'était crevé au fond de la plaie, et que les matières coulaient en totalité par cette ouverture. Il savait qu'aucune opération ne pouvait le guérir. Il vint à Lourdes. Le 4e jour pendant la procession, il ressentit une douleur atroce dans le ventre comme si on le serrait avec un cercle de fer. Rentré à l'hôtel, il constata à sa grande joie, que la plaie était fermée.

Il y a de cela vingt et un ans. Ce médecin habite Paris; il est père de deux beaux enfants, je l'ai vu il y a un an en excellente santé. Il est impossible de raisonner cette guérison comme je l'ai fait pour le cas de Rudder. Jamais en médecine, on n'a vu se fermer seule une plaie intestinale fistuleuse dans une péritonite tuberculeuse. Quant aux opérations, lorsqu'on réussit à fermer la plaie, on la voit se reformer au bout de quelque temps, parce que la tuberculose a repris son cours. C'est donc une guérison comme on n'en a jamais vue; c'est là qu'est le miracle. J'ajoute que mon confrère avait abandonné toute pratique religieuse, qu'il avait même refusé de se confesser avant l'opération, sachant que cette opération pouvait être mortelle.

Voici maintenant la guérison miraculeuse d'un cancer récidivé de la langue,qui a eu lieu à Toulouse. Catherine Lapeyre fut opérée d'un cancer de la langue à l'Hôtel-Dieu. Au bout d'un an, le mal reparut. Voici la photographie vous montrant dans quel état était cette malheureuse femme. Vous voyez le cancer allant de la pointe de la langue, jusqu'à la base, au milieu on distingue une fente profonde qui coupe la langue en deux. La malade avait les ganglions du cou envahis par le cancer, et elle avait le teint jaune, indice de la généralisation du cancer. Elle resta à Toulouse, fit une neuvaine à la Sainte Vierge, et se gargarisa avec de l'eau de Lourdes, qui vous le savez ne contient aucune substance médicamenteuse. Un jour le cancer disparut subitement. Un témoin oculaire m'a dit avoir vu cette femme pendant neuf ans après sa guérison.

Que s'est-il passé ? Il est impossible de s'en rendre compte. Le cancer ne guérit jamais spontanément. Si l'on veut admettre qu'il a été résorbé par le sang, il aurait dû l'être avec sa propriété physiologique naturelle, qui est l'infection. Mais il n'a pas infecté la malade puisqu'elle a été guérie. Il faut donc qu'une Force lui ait enlevé ses propriétés naturelles infectieuses, et cette Force ne peut pas être une force naturelle, car ce serait dire que la nature a le pouvoir de se détruire elle-même, ce qui est une impossibilité. Il faut donc nécessairement, que ce soit une Force supérieure à la nature, une force surnaturelle, c'est-à-dire Dieu.

***

Je ne m'étendrai pas davantage sur les exemples car j'ai hâte d'arriver à la discussion des forces naturelles inconnues. C'est la grande objection des intellectuels, et elle est formulée de la manière suivante : « Il est indéniable qu'il se passe à Lourdes des faits inexplicables, mais les progrès de la science nous permettront de les expliquer un jour. » Tout d'abord il convient de remarquer que ce n'est qu'une hypothèse, fondée sur cette supposition que l'on découvrira un jour des forces plus actives que celles que nous connaissons, et capables de les détruire.

On a évidemment le droit de faire des hypothèses. Elles peuvent être la source de grandes découvertes. C'est l'hypothèse des germes qui a guidé Pasteur, dans sa lutte contre ceux qui défendaient la génération spontanée, et qui l'a conduit à ces magnifiques découvertes, qui ont fait de lui un des grands bienfaiteurs de l'humanité. Mais pour qu'une hypothèse soit acceptable elle doit être faite en conformité avec les lois naturelles démontrées. Elle ne doit pas être faite dans le seul but de ruiner une vérité démontrée, car jamais dans la science on n'a observé une force naturelle venant détruire une force antérieurement connue; jamais une loi biologique nouvelle n'est venue ruiner et remplacer une loi ancienne établie.

Je vais vous faire voir que cette hypothèse des Forces naturelles inconnues contient les éléments de sa propre ruine, car elle amène à la démonstration de l'Existence de Dieu; et parce que ces forces devraient faire fonctionner nos organes d'une manière qui n'est pas conforme à leur structure, ce qui est une impossibilité.

Les libre-penseurs posent en principe la non-existence de Dieu, les Forces naturelles devant suffire à tout. Mais il y a longtemps que les médecins invoquent les forces naturelles, par l'emploi des remèdes; jamais, ils n'ont vu guérir instantanément une tuberculose pulmonaire grave, une carie avancée de la colonne vertébrale. Il y a des milliers d'années que l'on soigne des fractures, les phénomènes cliniques de la guérison ont toujours mis le même temps à s'accomplir, et jamais on n'a vu guérir subitement une fracture suppurée comme celle de Pierre de Rudder.

Bien au contraire, c'est toujours seulement en invoquant la Force surnaturelle que l'on a vu les miracles se produire. Il y a plus de trois mille ans, le prophète Elie a ressuscité le fils de la veuve de

Séraphta, et suivant l'énergique expression de la Bible : deux fois il a crié vers son Dieu : force surnaturelle. Les Apôtres ont fait des miracles en invoquant Dieu, au nom de son Fils : force surnaturelle. Les Saints ont obtenu des miracles, et jamais ils n'ont eu l'idée absurde d'invoquer les seules forces de la nature. A Lourdes, nous ne faisons pas autre chose, nous invoquons l'aide de la Sainte Vierge, personnage céleste, pour implorer Dieu.

Il est donc abondamment démontré qu'on n'a jamais rien obtenu en évoquant les seules forces de la nature, et qu'on n'a obtenu le miracle qu'en invoquant Dieu. Et l'on voit par là ce résultat inattendu des libre-penseurs, qui tout en niant l'existence de Dieu, nous fournissent précisément une preuve de son existence.

L'objection que je combats se heurte à une contradiction philosophique, que voici. Il faudrait que ces forces inconnues aient la puissance de détruire les forces connues. Or cela n'est pas. Une force peut annuler les effets d'une autre force mais elle ne détruit pas un principe. Nous en avons la démonstration tous les jours dans la pesanteur. Quand on jette un objet en l'air, il s'élève contre la pesanteur, dont l'effet est annulé par la force centrifuge, pour un temps très court, car très rapidement la pesanteur reprend ses droits et l'objet retombe à terre. La force naturelle de la pesanteur n'a donc pas été détruite par l'autre force qui l'a combattue. Ces deux forces ont pourtant toutes les qualités que l'on peut leur accorder pour se combattre et s'entre-détruire. Elles sont deux forces naturelles, elles ont apparu en même temps que la matière, elles sont de puissance inégale, elles sont donc en lutte depuis leur origine. Comment se fait-il que la plus forte n'ait pas annulé la plus faible ? Si l'hypothèse de nos adversaires était vraie, elles devraient déjà s'être détruites. Les libre-penseurs se gardent bien de discuter une pareille question, car elle les conduirait à l'absurdité de la disparition de la force centrifuge.

On dit que ces forces naturelles inconnues agissent à Lourdes. Elles agissent d'une manière bien bizarre. Elles se montrent rebelles à l'appel de ceux qui leur accordent toutes les propriétés, et dociles vis-à-vis des pèlerins qui ne les invoquent jamais et ne se doutent même pas de leur existence.

Enfin leur action a quelque chose de ridicule. Comme forces de la nature elles existent depuis que les Pyrénées existent. Comment se fait-il qu'elles n'ont révélé leur existence que depuis février 1858, date des apparitions de la Sainte Vierge. Et cependant il y avait des malades à Lourdes avant cette date. Pourquoi ces forces ne les guérissaient-elles pas ?

Et je dis plus. Si ces forces n'entrent en action que depuis cette date, c'est donc que les apparitions ont eu lieu; et puisque les apparitions ont eu lieu c'est que la Sainte Vierge existe, par conséquent tout le surnaturel existe. Vous voyez les conséquences, certes bien imprévues des libre-penseurs.

L'objection de nos adversaires se heurte à une autre grave impossibilité; il faudrait que les forces naturelles puissent faire fonctionner nos organes d'une manière qui est opposée à leur structure. On voit tout de suite que c'est impossible. En voici la démonstration. Depuis que nous connaissons l'anatomie, nous constatons que la structure de nos organes est invariable, et leurs fonctions ne varient pas : le foie forme toujours la bile, le rein secrète l'urine, l'intestin est chargé des fonctions de digestion. Il y a adaptation parfaite de la fonction à la structure. Vienne la maladie, qui est une altération des cellules de nos organes, alors les fonctions changent. Cest ainsi que dans les maladies de foie, on voit la jaunisse; dans les maladies du rein, l'albuminurie; dans les maladies de l'intestin, la dénutrition. La fonction est devenue mauvaise parce que la structure était mauvaise; mais il y a toujours adaptation de la fonction à la structure. Quand la maladie est guérie, c'est le retour des cellules à l'état normal, et le retour de la fonction normale. Il y a donc toujours adaptation intime de la fonction à la structure.

Eh bien ! dans le miracle cette adaptation n'a pas lieu parce que l'insatntansité de la guérison ne laisse pas à nos organes le temps de fonctionner.

Pour vous le prouver je me servirai du cas de Pierre de Rudder. Je vous ai dit que les sels de chaux nécessaires pour la formation du cal des fractures, viennent des aliments, et je vous répète les opérations que la nature accomplit : 1° introduction des aliments dans l'estomac; 2° attaque des aliments par les sucs intestinaux; 3° mise en liberté des sels de chaux; 4° absorption des sels par le sang, et transport jusqu'à la fracture; 5° dépôt des sels dans les cellules et formation du cal. Voilà cinq opérations qui ne peuvent se faire que l'une après l'autre, elles ne peuvent pas empiéter l'une sur l'autre. En effet les sels ne peuvent pas sortir des aliments avant que ceux-ci aient été introduits dans l'estomac.

C'est pourtant ce qui a eu lieu chez de Rudder. Ce malade ne mangeait plus, il n'entrait pas d'aliments dans son estomac, et cependant les sels de chaux ont fait apparition.

Quelle force naturelle sera jamais capable de faire sortir des sels calcaires des aliments, quand il n'y a pas d'aliments ? Quelle force naturelle pourra faire transporter par le sang, des sels qui n'existent pas ? Vous voyez de suite que c'est une impossibilité.

Permettez-moi une comparaison un peu grossière tirée de la machine à vapeur. C'est absolument comme si l'on demandait à une force naturelle de faire apparaître de la vapeur dans le corps d'un piston, et de mettre ce piston en mouvement, sans qu'il y ait de feu dans le foyer, ni d'eau dans la chaudière !

Pour résumer ce que je viens de dire :

Les forces invisibles n'agissent jamais en dehors de l'invocation au surnaturel, ce qui nous conduit à la démonstration de l'existence de Dieu.

Les forces naturelles sont dans l'impossibilité absolue de faire fonctionner nos organes d'une manière qui n'est pas adaptée à leur structure, ce que l'on voit dans le miracle à cause de l'instantanéité ou absence du *Facteur Temps*.

***

On m'a fait quelquefois l'objection suivante, Pourquoi Dieu ne fait-il jamais repousser un bras ou une jambe coupés ? Cette question ne m'embarrasse guère. Je réponds : je n'en sais rien, Dieu ne l'a jamais dit. Tous les jours je lui parle, je lui demande ce qui m'est nécessaire, mais jamais je ne lui ai posé une pareille question. Je craindrais de paraître indiscret. Mais vous aurez un jour une excellente occasion de le lui demander. Dieu vous a donné la vie, il vous l'ôtera, il vous tuera, comme il tue toutes les créatures, il est impossible de l'en empêcher. Ce jour-là vous paraîtrez devant lui, et vous pourrez lui poser cette question, si toutefois vous n'êtes pas trop occupé de vos propres affaires.

J'ai observé que quand on parle de la mort d'une façon aussi brutale aux libre-penseurs, qui parlent si facilement de l'au-delà, on leur produit un effet désagréable, et ils détournent la conversation.

Anatole France [1] dont vous connaissez l'esprit railleur a écrit : « Si même on constatait scientifiquement qu'une jambe coupée a repoussé dans une piscine ou ailleurs, on ne devrait pas crier au miracle. On devrait dire que la Science ne nous permet pas d'expliquer ce phénomène naturellement, et que la Physiologie est à refaire en entier. » Je vais vous prouver que ce raisonnement est faux, et que jamais les forces physiologiques naturelles ne pourront expliquer ce phénomène.

Un moignon d'amputé se compose de parties molles, que je laisse de côté, et de parties dures, le squelette que j'examinerai seul. Je vous ai dit que les os sont formés de sels calcaires qui viennent exclusivement des aliments. Il faut donc qu'il entre des aliments dans l'estomac. Quelle quantité en faut-

(1) Anatole France : *Le Jardin d'Epicure.*

il pour refaire le squelette d'une jambe ? Le poids du squelette d'une jambe est d'environ 500 grammes. Etant donné la ration alimentaire quotidienne qui suffit à la formation du corps, il faut 320 kilos d'aliments ! En supposant que les forces naturelles puissent extraire instantanément 500 gr. de sels des aliments, il faudrait que le malade puisse avaler d'un seul coup 320 kilos d'aliments, plus de trois fois le poids de son corps; le volume d'une barrique et demie. C'est absurde !

Puisque les catholiques agissent à Lourdes sur des Forces si puissantes, on s'est demandé s'ils ont un secret. Le Chanoine Bertrin fait remarquer la vanité d'une pareille question. S'il y avait un secret, comment serait-il connu des foules qui viennent de toutes les parties du monde, et qui parlent des langues si différentes? Il n'y a rien de secret, il n'y a qu'une seule chose que l'Eglise universelle enseigne dans le monde entier, c'est la Prière, dont Notre-Seigneur Jésus-Christ a daigné nous donner lui-même, la formule la plus sublime !

Je ne veux pas terminer sans appeler votre attention sur ceci : c'est qu'il existe à Lourdes un miracle permanent, c'est l'absence d'infection. Il n'y a pas au monde un seul endroit où se réunissent autant de malades graves en même temps. Or jamais, on n'a signalé d'infection. C'est là la réponse à faire à ceux qui réclament la fermeture de Lourdes, sous prétexte d'hygiène.

La Sainte Vierge nous traite en privilégiés, car jamais depuis la venue du Sauveur il n'y a eu tant de guérisons miraculeuses que dans ce coin béni de notre terre de France. Il semble même quelle ait voulu rendre sa protection plus évidente en permettant que ce soit dans son sanctuaire, on pourrait dire, chez elle qu'ont eu lieu un des miracles de la canonisation de Jehane d'Arc, notre sainte nationale. Ayons confiance en Sainte Jehane d'Arc, elle a déjà délivré notre pays il y a près de 500 ans, elle ne nous abandonnera pas. Elle ne permettra pas que la France, sa patrie, puisse perdre son nom glorieux de Fille aînée de l'Eglise!

***

Je vais maintenant vous dire d'une manière très résumée la procédure suivie par l'Eglise pour l'examen des guérisons miraculeuses, dans les procès de Béatification. Quand il s'agit d'un martyr, c'est-à dire d'un serviteur de Dieu, qui a perdu la vie pour la défense de la foi, on ne demande aucun miracle. Dans l'autre cas on exige deux miracles pour la Béatification, et deux autres pour la Canonisation. Dans le plus grand nombre des cas ce sont des guérisons surnaturelles des maladies.

Les amis du personnage mort, suivant la poétique expression « en odeur de sainteté » adressent au Pape une requête pour qu'il ordonne une enquête officielle. Le Pape charge de l'enquête en général, l'Evêque du diocèse où est mort le personnage. On constitue un Tribunal qui recueille tous les témoignages, et nomme un Postulateur chargé de porter à Rome les documents de l'enquête. Ces documents sont remis à la Congrégation des Rites, composée de Cardinaux qui jugent les faits recueillis, au double point de vue de l'intégrité de la doctrine, et des miracles présentés. Je ne parlerai que du côté médical.

Les documents médicaux sont remis à deux médecins experts, soigneusement choisis, et qui ont de 6 mois à un an pour examiner le cas médical, et déposer leur rapport. Voici les précautions prises pour assurer l'indépendance des experts. Ils prêtent serment de ne révéler à personne la mission qui leur est confiée; leurs noms sont tenus secrets, et ils s'ignorent réciproquement, pour qu'ils ne puissent pas s'influencer. Si les deux rapports concluent au surnaturel la cause est admise; si les deux rapports concluent contre le miracle le cas est rejeté; si les deux rapports sont l'un pour l'autre contre, on nomme un troisième expert. Tout cela demande plusieurs années.

Les documents médicaux sont remis aux avocats ecclésiastiques chargés de défendre la cause, puis au Promoteur de la Foi, chargé de l'attaquer, et que l'on nomme familièrement l'avocat du diable. Son rôle est très important, car il a pour mission pe ne rien laisser passer qui puisse prêter à contestation. Le promoteur demande souvent une nouvelle enquête, et tout recommence.

Puis les Cardinaux examinent les pièces et les discutent en longues et fréquentes séances. Ils ont le droit de réclamer autant de nouvelles enquêtes médicales qu'ils jugent utile de le faire.

Quand tout est terminé le Cardinal Préfet de la Congrégation des Rites soumet le tout au Saint Père qui est Juge souverain et prononce la sentence de Béatification et de Canonisation, et alors ont lieu les fêtes solennelles.

On m'a fait le grand honneur de me confier les pièces du procès de canonisation de Sainte Jehane d'Arc, et j'ai pu me rendre compte du soin particulier avec lequel sont étudiées les expertises médicales par les avocats et les Promoteurs de la Foi. Ils font des citations médicales, très appropriées au cas, prises dans les auteurs classiques en français, en italien, en allemand, en anglais. Ils parlent le langage médical, comme des medecins, ce qui s'explique car on leur fait faire des études médicales. Les Cardinaux exigent toutes les preuves que nous sommes habitués à voir fournir par la clinique et par le laboratoire. On est étonné de la science médicale dont font preuve ces ecclésiastiques qui, par leurs études, semblent portés plutôt vers la théologie que vers les sciences médicales.

Les Cardinaux ne jugent que sur les expertises des médecins, de telle sorte que si une erreur est commise, ce sont les médecins, et les médecins seuls qui sont responsables.

On voit que la Congrégation des Rites s'entoure de toutes les précautions, de toutes les preuves que la science peut fournir. Elle exige toujours plusieurs expertises alors que nos tribunaux se contentent souvent de l'opinion d'un seul expert. Elle est donc plus sévère que nos tribunaux civils.

Quand on a lu les procès-verbaux d'une cause de canonisation on voit qu'il est impossible à tout homme de bonne foi de soutenir que l'Eglise ne prend pas toutes les précautions imaginables pour éviter les erreurs. Et l'on reste convaincu que lorsque le Saint-Père a prononcé sa sentence, la vérité est sortie de la bouche de l'illustre Pontife.

ALBI, IMPRIMERIE
DES ORPHELINS-APPRENTIS

www.ingramcontent.com/pod-product-compliance
Lightning Source LLC
LaVergne TN
LVHW050503160826
845677LV00003B/922

* 9 7 8 2 3 2 9 6 5 7 0 6 6 *